MÉMOIRE

SUR

LE CHOLÉRA,

PRINCIPALEMENT

SUR LA MARCHE,

Les principaux symptômes et le traitement de cette maladie,

Par **M. MARBOT**, médecin à Nevers.

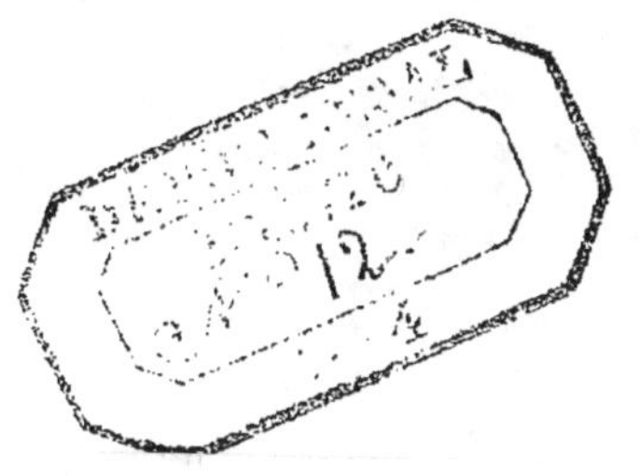

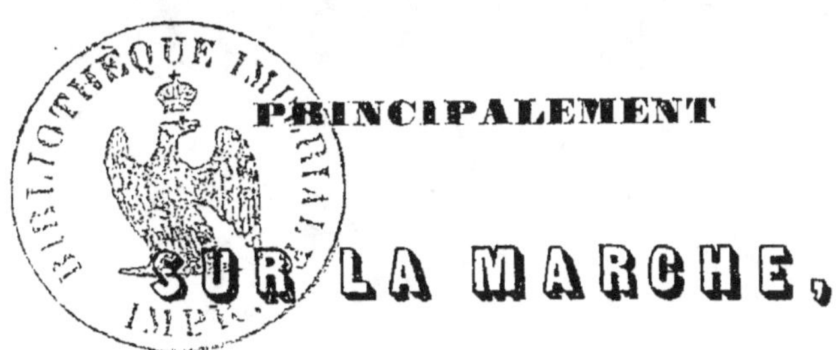

Nevers, Imprimerie de P. BÉGAT, rue du Fer.

M. Marbot pense que, dans un temps où le Choléra fait tant de victimes, et semble être devenu endémique en Europe comme il l'est en Asie, où il a pris naissance, tous les médecins, qui ont donné des soins à des Cholériques, devraient s'empresser de faire connaître ce qui a le mieux réussi contre cette maladie, afin que, parmi ces moyens, on choisît ceux que l'on croirait pouvoir employer avec le plus d'avantage.

Il croit qu'on devrait bannir du traitement du Choléra la plupart des remèdes dont on a fait usage contre ce fléau, parce qu'ils ne lui paraissent propres qu'à aggraver la maladie et à lui donner une terminaison funeste.

Ce sont donc des vues toutes de philanthropie qui ont porté M. Marbot à faire connaître le traitement qu'il employa en 1849 contre le Choléra, et qui lui réussit dans la plupart des cas, afin que ceux qui ne seraient pas encore fixés sur le traitement qu'il convient d'opposer à cette maladie, adoptent les moyens qu'il leur propose, s'ils leur paraissent bons.

MÉMOIRE

SUR LE CHOLÉRA,

PRINCIPALEMENT

SUR LA MARCHE,

Les principaux symptômes et le traitement de cette maladie.

Le Choléra est une maladie que l'on connaît par ses symptômes, mais on n'a pas pu jusqu'à présent expliquer d'une manière satisfaisante les principaux phénomènes auxquels il donne lieu, ni en faire connaître la nature.

Voici ce qui se passe le plus ordinairement.

Les personnes, atteintes du Choléra, vomissent, ont le dévoiement, ont des crampes et une soif qu'elles ne peuvent étancher. Il y a en même temps, dans la plupart des cas, cyanose et refroidissement de la peau, et, dans la plupart des cas aussi, le pouls cesse de se faire sentir. Cet état dure pendant deux ou trois jours, et cesse ensuite. Ce sont les crampes qui cessent d'abord, ensuite le dévoiement, et enfin les vomissements qui sont remplacés par des nausées qui fatiguent beaucoup les malades, et qui durent encore un ou deux jours. Après cette période, il en vient une autre dans laquelle les malades sont très-agités, sont quelquefois dans la stupeur, quelquefois dans la somnolence, et éprouvent toujours un grand malaise. Cet état dure encore pendant trois ou quatre jours, et puis la convalescence commence. Ainsi, il m'a paru que le Choléra, lorsqu'il doit se terminer par le retour à la santé, dure, terme moyen, de six à neuf jours. Je dis terme moyen, parce que quelquefois il dure quelques jours de moins ou quelques jours de plus. Le pouls, lorsqu'il a cessé de se faire sentir, se rétablit ordinairement de lui-même, lorsque les vomissements ont cessé, ou peu de temps après. Il en est de même de la sécrétion de l'urine lorsqu'elle a cessé de se faire.

On ne connaît pas de remède qui puisse arrêter immédiatement cette maladie une fois qu'elle s'est déclarée. Je crois qu'elle doit être traitée d'une manière simple, et que plus les remèdes qu'on lui opposera seront simples, plus on sauvera de malades. On fera donc prendre des boissons délayantes, des boissons acidulées, comme la limonade qui est très-bonne pour étancher la soif qui tourmente tant les malades, et calmer les vomissements, de l'eau pure de temps en temps, si les malades en demandent, et des lavements additionnés de laudanum pour diminuer le nombre des selles : ce sont des demi ou des quarts de lavements avec quatre ou cinq gouttes de laudanum de sydenham qu'il faut donner, afin qu'on puisse mieux les garder. Les boissons seront données froides en été et tièdes en hiver. A cette température, elles étancheront mieux la soif, et exciteront moins au vomissement que si elles étaient chaudes. Lorsque les crampes ne seront pas très-intenses, on ne fera rien contre ce symptôme. Si elles sont violentes, on donnera l'infusion de fleurs de tilleul et de feuilles d'oranger qui est un peu antispasmodique, et en même temps, on frictionnera légèrement les endroits où elles se font le plus sentir, avec un liniment camphré et laudanisé. Je crois aussi que les bains tièdes seraient bons pour calmer ces contractions musculaires (les crampes) qui occasionnent quelquefois aux Choériques des douleurs si violentes.

Si, dans le cours de la maladie, il se manifeste des symptômes de congestion ou d'inflammation, et que ces symptômes aient une certaine intensité, il faudra les combattre par les moyens ordinaires, c'est-à-dire, par des révulsifs sur les extrémités inférieures, et par des émissions sanguines locales ou générales, proportionnées à la force du malade et à l'intensité du symptôme que l'on veut combattre.

La saignée employée dans la seconde période, lorsqu'il y a beaucoup d'agitation et un grand malaise, m'a toujours paru produire un bon effet, et agir favorablement sur cet état d'agitation et de malaise.

Du reste , il faut en général être très-réservé dans l'emploi des émissions sanguines , et ne recourir à ce moyen que lorsque la nécessité en est bien démontrée.

Dans le cas de cyanose et de refroidissement de la peau, si ces symptômes sont un peu prononcés, on mettra des bouteilles remplies d'eau chaude à la plante des pieds et sur les côtés du tronc , on couvrira passablement le malade , sans toutefois l'accabler de couvertures, et pour ranimer la circulation qui est alors plus ou moins languissante, on promènera des sinapismes sur les extrémités inférieures, et on fera quelques frictions stimulantes sur les membres et la région du cœur; on aura d'ailleurs recours aux autres moyens précédemment indiqués, mais on n'ôtera point de sang, de peur de faire perdre au malade le peu de force vitale qui lui reste encore.

On doit faire observer la diète la plus sévère tant que les symptômes cholériques persistent, et ne revenir aux aliments, lorsque ces symptômes ont cessé , qu'avec une grande prudence, dans la crainte d'occasionner une rechute.

Je n'ai point mis au nombre des moyens à employer contre le Choléra , les stimulants internes , comme les infusions de thé, de camomille, de mélisse, de menthe, le vin et autres alcooliques, l'acétate d'ammoniaque, le quinquina, l'éther, le camphre, le chloroforme, etc., parce que je crois que ces moyens qui sont généralement usités, ne conviennent pas. Est-il rationnel en effet d'employer des moyens semblables contre une maladie qui donne lieu à une grande agitation, à un grand malaise, à des vomissements opiniâtres, à des crampes souvent très-violentes ? Les stimulants internes ne sont propres qu'à augmenter tous ces accidents, et ne peuvent que contribuer à donner à la maladie une issue fatale. On ne doit les employer dans aucun cas, car si les malades doivent succomber, ces stimulants, bien loin de les sauver, ne feront que hâter le terme fatal.

L'absence du pouls n'est pas même une raison pour les employer, car ce symptôme ne provient pas de la faiblesse, puisque le pouls cesse quelquefois de se faire sentir au début même de la maladie.

Il ne faut pas non plus employer les stimulants internes dans le cas de cyanose et de refroidissement de la peau, qui proviennent sans doute de ce que l'hématose ou la conversion du sang veineux en sang artériel a cessé de se faire, ou ne se fait que d'une manière imparfaite. Que pourraient en effet ces stimulants pour rendre au sang ses qualités normales ?

Les stimulants internes employés contre la cyanose et le refroidissement de la peau, ne sont même propres qu'à augmenter le symptôme que l'on veut combattre, et en effet, en faisant prendre des stimulants, on donne de l'activité à la circulation, et par conséquent, le sang parcourt plus rapidement le système circulatoire, traverse un plus grand nombre de fois les poumons, et comme l'hématose se fait d'une manière imparfaite, le sang perd de plus en plus ses propriétés de sang artériel, ce qui ne peut arriver sans que la cyanose et le refroidissement de la peau n'augmentent en même temps, ainsi que les autres accidents causés par le Choléra, ce sang étant d'autant plus irritant pour les organes qu'il est moins hématosé.

L'hématose cesse probablement de se faire, parce que le sang des cholériques, qui contient un élément morbide d'une nature toute particulière, est devenu impropre à être converti en sang artériel.

L'intoxication peut même être assez forte pour que l'hématose cesse presque entièrement de se faire, et en peu de temps, et comme le sang jouit alors des propriétés les plus délétères et les plus irritantes pour les organes, la mort arrive en quelques heures. C'est ce qui a lieu dans les cas de Choléra dits foudroyants.

L'hématose recommencera à se faire lorsque le sang se sera débarrassé de l'élément morbide qu'il contient, par la transpiration, par les sécrétions, par les vomissements et les selles, or, comme l'art ne peut rien pour opérer ce changement, le mieux est de laisser agir la nature et d'attendre.

La mort arrive ordinairement dans les cas de cyanose et de refroidissement de la peau, parce que les cavités gauches du cœur ne recevant qu'un sang non hématosé, et par conséquent impropre à exciter leurs contractions, cessent de remplir leurs fonctions.

La mort peut encore être l'effet de la stase du sang dans les poumons et de l'oppression, cette stase du sang dans les poumons et l'oppression qui en est la suite, provenant également de ce que le sang, imparfaitement hématosé, excitant faiblement les contractions des cavités gauches du cœur, celles-ci se débarrassent lentement du sang qui leur est apporté par les veines pulmonaires.

Ce n'est pas seulement dans les cas de cyanose et de

refroidissement de la peau qu'arrivent les cas de Choléra foudroyant, car des crampes excessivement violentes, et des déjections alvines copieuses et incessantes peuvent également déterminer la mort en peu de temps, mais ici c'est par épuisement que la mort a lieu.

En 1849, j'ai donné des soins à un certain nombre de personnes qui avaient bien le véritable Choléra, et quoique je n'aie employé pour elles que les moyens simples que je viens de faire connaître, je ne perdis qu'un malade sur quatre, et probablement j'en aurais perdu encore moins, si tous mes malades avaient fait exactement ce que je leur conseillais; mais plusieurs aimèrent mieux employer ces remèdes populaires qui étaient alors en vogue et qui étaient tous des stimulants, parce qu'on avait grande confiance dans ces remèdes, quoique presque tous ceux qui les employaient succombassent.

Une fois on vint me chercher à trois heures du matin pour donner des soins à une femme atteinte du Choléra. Aussitôt je me rendis auprès de cette femme, et je lui prescrivis ce que je prescrivais ordinairement, c'est-à-dire, une tisane délayante (de l'eau de riz ou de gruau), de la limonade, de l'eau pure et des lavements laudanisés. Je revins voir cette femme à neuf heures, et il s'était opéré un mieux sensible dans son état : la peau n'était plus aussi froide, le dévoiement était arrêté, et on sentait une espèce de frémissement dans le trajet de l'artère radiale qui annonçait que le pouls qui avait cessé de se faire sentir dès le début, ne tarderait pas à se rétablir, de sorte que je dis aux parents de cette femme qu'elle allait mieux, et que probablement elle ne mourrait pas. Je revins encore la voir à trois heures du soir, mais alors tout était changé, cette femme était au plus mal ; le dévoiement avait reparu, la cyanose et le refroidissement de la peau avaient considérablement augmenté , on ne sentait plus aucun frémissement dans le trajet de l'artère radiale , et la mort eut lieu à huit heures du soir. Qu'était-il donc arrivé entre neuf heures du matin et trois heures du soir ? on avait cessé de faire ce que j'avais conseillé , parce que, sans doute, on trouvait que la malade ne guérissait pas assez vite ; on avait fait prendre des tisanes et des potions stimulantes, et le changement qui s'était opéré entre neuf heures du matin et trois heures du soir, était évidemment l'effet de ces remèdes.

On trouvera dans l'histoire de cette femme la preuve et la contre-preuve du bon effet des moyens simples que je propose d'employer contre le Choléra, et du mauvais effet des stimulants internes.

Qu'on fasse donc justice de cette multitude de remèdes dont on a coutume de se servir contre ce fléau qui décime aujourd'hui la France et plusieurs autres contrées de l'Europe, qu'on ne lui oppose que des moyens simples, tels que ceux que je viens de faire connaître, et cette affection ne sera pas plus meurtrière que la plupart des autres maladies, et le sera même moins que beaucoup d'entr'elles.

On dira peut-être que le traitement que je propose d'employer contre le Choléra n'est qu'un traitement expectant, mais qu'importe ? si le traitement expectant est celui qui réussit le mieux, ne doit-on pas le préférer ? La médecine expectante est employée contre plusieurs maladies avec assez d'avantages, et si c'est celle qui produit le meilleur effet contre le Choléra, c'est encore celle qu'on doit employer dans ce cas.

Lorsque la variole fit son apparition en Europe dans le 12e siècle, on dut déployer contre cette cruelle et hideuse affection toutes les richesses de la thérapeutique, comme cela se fait pour le Choléra ; mais enfin, voyant que les remèdes aggravaient la maladie ou ne faisaient rien, on y renonça, et on se contenta de mettre à la diète, et de prescrire des tisanes diaphorétiques, comme cela se pratique encore aujourd'hui, et alors probablement la variole fit moins de victimes qu'elle n'en faisait auparavant. Eh bien ! pareille chose arrivera certainement pour le Choléra. On renoncera un jour à tous ces remèdes irrationnels qu'on emploie aujourd'hui contre ce fléau, pour ne lui opposer qu'une médecine à peu près expectante, et alors, au lieu de perdre, comme à présent, la moitié des malades, on n'en perdra peut-être que le huitième ou le dixième, et peut-être encore moins.

Les mêmes moyens que je propose d'employer pour guérir le Choléra, seraient encore ceux qu'il faudrait mettre en usage pour se préserver de cette cruelle maladie ; car le thé, le rhum et autres stimulants dont plusieurs personnes se servent comme préservatifs du fléau, ne me paraissent propres qu'à le provoquer et à le rendre plus grave, lorsqu'il se déclare.